AF262244

CONSIDÉRATIONS SOMMAIRES

SUR

L'ÉRYSIPÈLE ET SON TRAITEMENT,

PAR M. LE DOCTEUR MARROTTE,

Médecin de l'hôpital de la Pitié.

La lecture des auteurs, et bientôt après l'expérience, nous apprennent que l'érysipèle, cette affection habituellement bénigne, peut s'accompagner de symptômes graves et devenir mortelle, surtout lorsqu'il règne d'une manière épidémique. Les malades des hôpitaux de Paris et plusieurs de nos confrères ont payé dernièrement un douloureux tribut à une épidémie de ce genre. Il y a donc un intérêt sérieux à posséder des notions exactes sur la nature de cette affection et sur la valeur des moyens qui peuvent en conjurer les dangers.

Celui qui étudie, dans cette intention, les travaux modernes doit éprouver un embarras pénible; à part quelques rares exceptions, les auteurs qui se sont occupés de l'érysipèle paraissent avoir obéi à une double préoccupation. La première les a conduits à regarder comme une espèce pathologique, douée d'une existence complétement autocratique et soustraite aux lois générales de la pathologie, un état morbide qui présentait des caractères assez particuliers pour mériter une description à part. Elle a eu pour conséquence naturelle la recherche des spécifiques ou l'application d'un traitement uniforme. Egarés par la seconde, ils ont fait de l'affection locale l'origine, le centre, l'aboutissant de tous les phénomènes de la maladie, de toutes les indications qui surgissent dans son cours. A les entendre, il semble que tout est dit, tout est terminé dès qu'on est parvenu à supprimer l'affection locale... quand on la supprime !

On n'est pas moins embarrassé par la multiplicité et la divergence des agents généraux et locaux dirigés contre l'exanthème, depuis la saignée et l'émétique jusqu'au perchlorure de fer, depuis l'amidon et l'axonge jusqu'au nitrate d'argent. Expérimentés la plupart du temps sans choix et sans méthode, ces moyens ont été préconisés ou rejetés, non pas parce qu'ils répondaient à une indication déterminée, mais parce que le hasard avait fait coïncider avec leur emploi une durée moyenne de maladie, une proportion de guérison, favorable en apparence : résultat qui change avec un autre expérimentateur ou avec le même expérimentateur, placé dans des circonstances différentes de temps, de lieu, d'épidémie, etc.

En veut-on des exemples ? Un auteur arrive à cette singulière conclusion, que la saignée abrége la durée de l'érysipèle de trois quarts de jour, sans s'être demandé ce que c'est que l'érysipèle, s'il y en a de diverses espèces et si la saignée convient d'une manière générale à son traitement. Combien de médecins conseillent l'émétique, uniquement pour suivre la méthode de Desault. D'autres s'appuient bien sur la nature bilieuse de la maladie, mais sans se douter que tous les érysipèles ne sont pas d'origine gastrique; d'autres conseillent le perchlorure de fer dans les érysipèles graves, soit spontanés, soit surtout traumatiques, sans se demander si cette gravité résulte toujours des mêmes causes, sans définir ce qu'ils entendent par érysipèles traumatiques.

Passons aux moyens locaux et le résultat sera le même. La compression, le vésicatoire, le fer rouge, le nitrate d'argent, les onctions mercurielles, la pommade au calomel, les acides étendus, le camphre, etc., ont eu et ont encore leurs prôneurs. Qu'en dit M. Velpeau? (*Bulletin de Thérapeutique*, t. XXII, p. 166.)

Tous les malades traités par la compression ont gardé leur érysipèle de six, huit à vingt jours. La rougeur diminuait sous le bandage, mais sans cesser d'être mordicante, douloureuse sur les points comprimés. Le vésicatoire, appliqué soit au centre de l'érysipèle, soit au delà, soit enfin sur les confins du mal, n'a jamais abrégé sensiblement sa durée commune. L'azotate d'argent n'a pas donné de résultats plus satisfaisants. « L'onguent mercuriel ne guérit pas, n'arrête pas l'érysipèle. » Si M. Velpeau a cru un instant, en 1831 et 1832, que ce moyen avait réellement une certaine efficacité, « ce n'était qu'une illusion; » et ainsi des autres. Aussi, en désespoir de cause, et guidé par une idée théorique, se rejette-t-il sur un nouveau moyen, le protosulfate de fer; encore ne lui reconnaît-il d'autre vertu que de faire disparaître chaque poussée érysipélateuse en vingt-quatre ou quarante-huit heures, sans empêcher l'érysipèle ambulant, éteint à son point de départ, de se développer même sur des régions déjà enduites et imbibées de la préparation ferrugineuse, et sa grande sagacité pratique lui inspire la sage restriction d'attendre des expériences plus nombreuses et plus variées, afin qu'elles soient concluantes. Et, cependant, tous ces moyens généraux ou locaux ont leur utilité, lorsqu'ils sont employés à propos.

§. Je vais essayer de démontrer qu'en dépit de sa physionomie originale, qui lui mérite une description à part, l'affection désignée sous le nom d'*érysipèle*, étudiée au point de vue clinique et abstraction faite de toute théorie, ne peut être considérée comme une maladie essentielle; que sa manifestation sur la peau ou sur les muqueuses se rattache toujours à l'existence d'un autre état morbide, dont elle est une superfétation; que son caractère benin ou grave, sa marche, sa durée, son pronostic et son traitement varient selon les maladies dont elle est le satellite. J'espère démontrer, en un mot, que, pour posséder des notions pratiques sur l'érysipèle, il faut rentrer dans les voies de la tradition. « In erysipelate curando, in primis febris hoc ipsum comitantis, « tum causarum epidemiæ regnantis ac subjecti ratio habenda » (J.-P. Frank, t. III, p. 96), en mettant à profit, cela va sans dire, les acquisitions de la science moderne, en tenant compte de la lésion locale, en appliquant à la détermination clinique des indications la méthode d'analyse, si heureusement inaugurée par l'Ecole de Montpellier sous le nom de doctrine des éléments morbides.

Pour donner une idée aussi exacte que possible de la manière dont je comprends le traitement de l'érysipèle, je l'étudierai sous les trois aspects suivants : 1° comme épiphénomène des fièvres; 2° comme affection symptomatique, métastatique ou critique d'autres états pathologiques; 3° comme affection locale.

I. Selon J.-P. Frank, d'accord en cela avec les médecins du siècle dernier, la principale différence de l'érysipèle se tire de la fièvre qui l'accompagne : « sed maxima erysipelatis differentia ab « illa febris sibi conjunctæ, nunc nervosæ, nunc gastricæ, nunc « vero inflammatoriæ, derivanda est; nec solum id quod simplex « vocavimus, sed et phlegmonosum erysipelas cum febre nunc illa, « nunc ista copulatur. »

Pour peu qu'on ait étudié l'érysipèle au lit du malade, et qu'on ait su se soustraire aux préoccupations que j'ai signalées plus haut, et surtout à celle qui fait nécessairement de la lésion locale l'origine et le centre de tous les accidents, il est impossible de ne pas reconnaître l'exactitude et la portée des opinions de nos prédécesseurs.

Je ne reproduirai pas ici les considérations générales auxquelles je me suis livré dans un autre travail (De la fièvre synoque péripneumonique; Archives génér. de méd., t. II, 1855) sur les fièvres, « ces maladies à marche aiguë fébrile, à terminaisons critiques, à type particulier et distinct, » et sur le rôle qu'y jouent les lésions locales. Me renfermant dans l'histoire clinique de l'érysipèle, je dis qu'il est impossible de méconnaître, dans l'immense majorité des cas, pour ne pas dire toujours, un rapport intime entre les phases de l'affection cutanée (marche, durée, terminaison) et les circonstances correspondantes de la fièvre. L'exanthème peut débuter en même temps que les troubles généraux ; mais il ne les précède jamais. Il est plus habituel de voir la fièvre se manifester plusieurs heures et même plusieurs jours avant lui. Que la durée de la maladie générale soit circonscrite dans des limites fixes, comme l'éphémère ou la synoque, ou que son évolution s'accomplisse dans un espace de temps moins rigoureusement limité, comme pour les fièvres gastriques ou catarrhales, l'exanthème s'arrêtera, disparaîtra avant la pyrexie, mais il ne progressera pas au delà.

Les rapports de la fièvre et de l'affection locale ne sont pas moins évidents pendant le cours de la maladie ; ses progrès, ses rémissions, ses paroxysmes suivent ceux de la fièvre comme l'ombre suit le corps. Cela est facile à démontrer lorsque ces rémissions et ces exacerbations sont soumises à un type régulier, tierce ou double tierce ; stationnaire pendant la rémission, l'exanthème ne progresse que pendant la durée de l'accès.

De la connaissance exacte de la fièvre se déduira donc le pronostic de l'érysipèle ; elle seule aussi permettra d'apprécier la valeur réelle des agents thérapeutiques.

Les limites qui me sont imposées dans un simple mémoire ne me permettent pas de décrire les différentes fièvres que l'érysipèle peut accompagner avec tous les développements qu'elles comportent. Je me contenterai de considérations sommaires, suffisantes pour faire comprendre les rapports qui existent entre elles et la lésion locale, et pour en tirer des inductions thérapeutiques. Je renverrai pour le reste aux traités spéciaux sur la matière.

§. J.-P. Frank et ses prédécesseurs ne me paraissent pas avoir épuisé l'observation, en énumérant les fièvres inflammatoires, gastriques et nerveuses, comme susceptibles de se compliquer d'érysipèle. Il existe deux espèces de fièvres de nature essentiellement bénigne que je n'ai trouvées décrites dans aucun livre ancien, et qui me paraissent également méconnues par les modernes : je veux parler de l'éphémère et de la synoque érysipélateuse. Enfin certaines épidémies observées dans les salles de chirurgie et dans les maisons d'accouchement, et mieux étudiées depuis un certain nombre d'années, conduisent à admettre des érysipèles d'origine septique et typhique.

Fièvre éphémère érysipélateuse. — On voit de temps en temps, et à certaines époques, des individus différents d'âge, de sexe et de tempérament, mais le plus souvent des enfants, des femmes, ou des personnes d'un tempérament lymphatique, être pris tout à coup, sans cause évidente ou à la suite d'une cause occasionnelle insignifiante, d'un léger sentiment de froid, d'un peu d'horripilation, d'accélération du pouls, de malaise et d'inappétence, symptômes généraux bientôt suivis de l'apparition sur un point du tégument, habituellement au visage et principalement sur le bout du nez ou le lobule de l'oreille, d'une plaque rouge, circonscrite, élevée au-dessus du niveau de la peau et douloureuse au toucher, plaque qui présente par conséquent les caractères de l'érysipèle et non ceux de l'érythème, comme on me l'a objecté, et n'acquiert jamais une étendue considérable.

D'autres fois, le début est plus marqué : il a lieu par un frisson. Dans un cas que je rapporterai plus loin, ce frisson fut intense et dura deux heures ; en même temps, céphalalgie plus ou moins intense, mouvement fébrile plus ou moins prononcé, mais dont les symptômes conservent toujours les caractères de la bénignité. Dans ces cas, la surface érysipélateuse est, en général, plus étendue.

Le lendemain, tout est rentré dans l'ordre : dans les cas légers, à la suite d'une simple moiteur ; dans les cas plus intenses, la fièvre se juge par une sueur générale, douce, halitueuse, par un herpès labialis ; plus rarement par de la diarrhée. Le plus souvent l'exanthème a déjà rétrogradé ou du moins il a cessé de progresser et disparaît complétement après douze ou quinze heures.

On conçoit sans peine quel triomphe les cas de ce genre préparent à toutes les méthodes jugulantes internes ou externes.

Synoque érysipélateuse. — A la synoque érysipélateuse se rattachent un certain nombre d'érysipèles bénins, dans lesquels la manifestation cutanée, tout en ayant une durée variable, est néanmoins circonscrite dans les limites extrêmes de quatre, sept ou dix jours.

Cette espèce est le plus souvent épidémique. Etant donnée la prédisposition inconnue qui prépare la phlogose érysipélateuse, elle reconnaît les mêmes causes que la synoque simple. Elle en a l'invasion brusque, les symptômes généraux, la marche, les terminaisons, les crises et la bénignité ; elle n'en diffère que par la présence de l'érysipèle. Son existence se démontre par les procédés analytiques qui m'ont servi à établir celle de la synoque péripneumonique.

L'exanthème peut apparaître presque en même temps que le mouvement fébrile ou quelques heures après. D'autres fois il se passe douze, vingt-quatre et même trente-six heures. Dans quelques cas plus rares, mais bien propres à montrer la prééminence de la fièvre sur l'affection locale, il ne se montre qu'au milieu du septénaire (du troisième au quatrième jour). Une fois, il a attendu le cinquième jour, et, malgré cette apparition tardive, il ne s'est pas prolongé au delà des limites assignées à la fièvre ; il n'a duré que quarante-huit heures.

Les conséquences du diagnostic exact de la fièvre sont faciles à saisir. Il permet non-seulement d'affirmer la bénignité de la maladie, quelle que soit l'intensité des symptômes : bénignité quant aux terminaisons, cette espèce d'érysipèle ne suppure pas, ne se termine pas par gangrène ; bénignité quant au siége, je ne l'ai jamais vu occuper les membranes muqueuses. Il permet de prédire la disparition de l'érysipèle pour un jour déterminé ; mais il a surtout l'avantage d'épargner au malade un traitement inutile ou dangereux, s'il est énergique ; au médecin, des déceptions, en ne lui permettant pas d'attribuer à telle ou telle médication, soit générale, soit locale, la guérison ou l'abréviation d'une maladie dont la durée est strictement limitée. Si la thérapeutique intervenait par la saignée, le nitre, la poudre d'amidon, l'axonge ou tout autre moyen, elle n'aurait, la plupart du temps, pour résultat que de soulager, d'amoindrir les symptômes ; et si elle parvenait à supprimer brusquement la manifestation cutanée, sans résultat fâcheux, il serait dangereux de conclure qu'on pourrait le faire impunément dans toutes les espèces d'érysipèle.

Fièvre inflammatoire érysipélateuse. — Sous le nom de *fièvre inflammatoire,* beaucoup d'auteurs désignent la synoque et même l'éphémère. Tel est, par exemple, Hoffmann, qui appelle la synoque *febris sanguinea,* et qui, en vertu de cette nature sanguine, emploie largement et quelquefois bien inutilement la saignée. Mais il existe, en dehors de ces deux maladies, un état pyrétique, moins essentiel en quelque sorte, parce qu'il s'accompagne ordinairement d'une phlegmasie locale, et qui en diffère sous plusieurs rapports.

Quoique la fièvre inflammatoire, proprement dite, puisse se développer tout à coup, elle est plus souvent précédée de symptômes précurseurs, tels que sentiment de torpeur, d'inquiétude, de chaleur intérieure, d'insomnie, rougeur de la face, pesanteur de tête, vertiges, tintement d'oreilles, soif, perte d'appétit, douleurs dans les articulations et les lombes, et quelquefois d'épistaxis.

Elle débute ordinairement par un froid assez intense, quoique de courte durée. La chaleur y est plus forte, quoique douce au toucher, le pouls plein, dur et quelquefois opprimé, le plus souvent fréquent et toujours régulier. La face et le corps rougissent ; les yeux deviennent brillants, la soif est intense, etc. ; l'urine en petite quantité est brûlante ; le sang tiré de la veine est couenneux ; sa marche est continue, on n'y observe ni les stades, ni les crises multiples de la synoque ; elle se complique plus ou moins promptement d'une phlegmasie locale. Quoiqu'elle puisse se terminer au septième jour, le plus ordinairement par des hémorrhagies, des sueurs et des urines sédimenteuses, elle peut se prolonger au delà, surtout si elle est intense et si l'orgasme fébrile n'a pas été modéré par la saignée, le nitrate de potasse et tout l'appareil des moyens antiphlogistiques.

L'érysipèle qui accompagne quelquefois la fièvre inflammatoire participe nécessairement de sa nature ; aussi comporte-t-il l'ensemble des moyens thérapeutiques énumérés plus haut, et en particulier la saignée, qui, employée à temps et dans la mesure suffisante, peut abréger la durée du mal et lui permettre d'accomplir son évolution en huit jours. La saignée enfin peut calmer le délire et prévenir les complications cérébrales, dans le cas spécialement où l'érysipèle siége à la face et au cuir chevelu.

Il ne faut pas confondre avec la fièvre inflammatoire franche l'éréthisme inflammatoire, qui constitue un élément plus ou moins important, plus ou moins durable de la fièvre bilieuse, catarrhale ou même putride. La médication antiphlogistique, et la saignée en particulier, ne constituent alors qu'une indication accessoire et doivent toujours être employées avec réserve, c'est-à-dire en se souvenant de la nature et des indications fondamentales de la maladie principale. L'observation journalière confirme cette remarque sur laquelle J.-P. Frank insistait déjà.

Il n'est pas moins utile de rappeler, avec cet auteur, que la coloration jaunâtre de l'exanthème, les vomituritions et les vomissements eux-mêmes d'une matière amère, auxquels on peut ajouter l'enduit jaunâtre de la langue, n'indiquent pas d'une manière infaillible que l'érysipèle soit d'origine gastrique et contre-indiquent la saignée. Ces symptômes peuvent être une conséquence du mouvement fébrile, d'erreurs de régime, de boissons abondantes et muqueuses et non de la crase bilieuse. La constitution médicale, l'état du pouls, la céphalalgie, les vertiges, la chaleur âcre de la peau, la fétidité de l'haleine, le tremblement de la langue, etc., fournissent des renseignements plus certains.

Fièvres gastriques ou dyspepsiques érysipélateuses. — Les fièvres gastriques à forme bilieuse ou muqueuse sont si fréquentes ; les dyspepsies nidoreuses se joignent si souvent comme symptôme ou comme complication à la plupart des maladies aiguës ; enfin, les idées et l'enseignement de Stoll ont laissé une impression si profonde, que, par une exception qui m'étonne après les nombreux revirements de l'opinion médicale, il est peu de personnes qui n'ad-

mettent la relation qui existe entre ce genre d'affection et l'érysipèle.
Et, comme c'est là, pour beaucoup, une opinion traditionnelle et
empirique plutôt que raisonnée, la méthode évacuante devient
quelquefois une médication banale qui n'est pas toujours appliquée
aux seuls cas qui la réclament et avec la mesure convenable. Or,
tous ceux qui ont approfondi l'histoire des dyspepsies nidoreuses
savent qu'elle a ses indications comme toutes les autres médications, et qu'elle ne suffit pas toujours à remplir toutes celles qui
se présentent dans le cours de ces maladies.

Je n'ai ni l'intention, ni la possibilité de tracer ici une histoire
complète des dyspepsies nidoreuses et de leurs rapports avec l'érysipèle.
Je me contenterai d'en rappeler les traits principaux, renvoyant
au traité de M. Gendrin ceux qui désireront des notions complètes.

Nous avons dit qu'il y avait peu de maladies aiguës auxquelles
les dyspepsies nidoreuses ne se joignent comme symptôme ou dont
elles ne puissent être une complication. Tantôt simple conséquence
de la fièvre, d'erreurs de régime, de l'abus des boissons adoucissantes
et muqueuses, tantôt développées sous l'influence des constitutions
saisonnières ou épidémiques, elles se joignent aux maladies les plus
diverses et leur impriment une manière d'être particulière.

Dans le premier cas, elles ne se montrent que dans le cours de
la maladie, se rattachent aux circonstances indiquées ci-dessus
et représentent un simple incident. Les évacuants pourront donc
être accidentellement indiqués dans l'érysipèle, sans en constituer
l'indication fondamentale. Dans le second, on rencontre la complication de deux ordres de causes, celles de la dyspepsie et celles de la
maladie ; on y retrouve aussi les deux ordres de symptômes. L'existence de la dyspepsie y est, en général, moins passagère que tout
à l'heure, et, chose importante à noter pour le traitement, on ne
peut, en général, arriver à traiter directement et en elle-même la
maladie qu'elle complique, qu'en déblayant les saburres gastriques,
comme aurait dit l'école de Vienne. C'est pourquoi, y eût-il un
spécifique de l'érysipèle, il n'échapperait pas plus que le quinquina
à cette loi thérapeutique.

Lorsque l'érysipèle est d'origine purement gastrique, comme
toutes les autres formes épiphénoméniques, il présente cette parti-
cularité, que les symptômes propres à la fièvre gastrique se montrent comme phénomènes prédominants, alors que l'exanthème est
encore peu prononcé ; et quand celui-ci est à son plus haut degré,
pendant la période la plus intense de la maladie, les symptômes
dyspepsiques abdominaux ne sont jamais tellement effacés qu'ils
ne se reconnaissent facilement. En un mot, pour découvrir la na-

ture gastrique de l'érysipèle, il faut faire abstraction de la lésion et rechercher s'il n'existe pas, en dehors d'elle, un état pathologique essentiel, reconnaissable à ses symptômes propres. (Voir la fièvre synoque péripneumonique, *loc. cit.*)

Il faut encore connaître les formes bilieuse ou muqueuse, éphémère, rémittente, continue, adynamique et ataxique de la fièvre gastrique ; les diverses variétés de ses différentes formes, fièvres hélode, lipyrienne, hémitritée, etc.; leur marche, leurs terminaisons, leur conversion en fièvres intermittentes ; les phlegmasies externes épiphénoméniques et critiques qui se manifestent dans leur cours, et parmi lesquelles figure l'érysipèle, dans certaines conditions épidémiques. Fréquent dans le cours des fièvres rémittentes gastriques, l'érysipèle l'est un peu moins dans les fièvres continues ; son invasion succède souvent à la suppression spontanée ou provoquée par l'art de flux diarrhéiques bilieux. Et, comme nous l'avons déjà dit, l'intensité des symptômes gastro-intestinaux, les paroxysmes de la fièvre mesurent l'intensité et déterminent les exacerbations des phénomènes érysipélateux, leur marche, leur durée et leur terminaison.

De toutes ces circonstances naissent des indications et des contre-indications diverses. Si la maladie est légère, le régime, les boissons délayantes suffiront ; si le mouvement fébrile est intense et continu, non-seulement les boissons froides, mais les lotions et les affusions froides sont indiquées ; la saignée elle-même peut devenir nécessaire, tandis que les évacuants, donnés sans mesure ou concentrés, deviendraient funestes. Ils conviennent, au contraire, lorsque l'éréthisme général et l'éréthisme local des membranes muqueuses a suffisamment diminué pour permettre aux sécrétions de s'accomplir.

A un moment donné, les amers, les aromatiques et même les toniques, succéderont aux délayants et aux évacuants. On opposera à la périodicité le quinquina ou le sel ammoniac, comme le préférait Schmidtmann ; à l'adynamie, le vin, le quinquina ; à l'ataxie, la valériane, le camphre et le musc.

Si l'érysipèle succède souvent à la suppression de la diarrhée, s'il est métastatique ou critique, on comprendra le danger de ces agents topiques qui ont la prétention de supprimer l'exanthème et qui, fort heureusement, n'y réussissent pas toujours.

Je n'ai fait qu'ébaucher l'histoire de l'érysipèle bilieux, et je demande si son traitement doit toujours se borner à l'emploi plus ou moins large des émétiques ou des purgatifs, à l'application d'un topique plus ou moins énergique.

Fièvre catarrhale érysipélateuse. — La fièvre catarrhale ne jouit pas du même privilége que la fièvre gastrique ; ses rapports avec l'érysipèle ont moins de notoriété, quoiqu'ils soient aussi réels. Comme pour la fièvre gastrique, nous renverrons aux auteurs pour l'étude complète de la maladie, nous contentant de rappeler les circonstances capitales, celles qui peuvent servir à l'intelligence du traitement.

Les auteurs distinguent avec raison deux sortes de fièvres catarrhales, l'une ordinaire ou saisonnière ; l'autre insolite et épidémique, plus connue sous le nom de *grippe*, et qui diffère habituellement de la première par une prostration particulière des forces et par les symptômes d'adynamie ou d'ataxie qui l'accompagnent.

Cette distinction faite, les fièvres catarrhales se rattachent à trois formes principales. La première, que j'appellerai *inflammatoire*, et qui comprend, selon moi, la fièvre rhumatismale de J. Frank ; la seconde, fièvre catarrhale diacritique ; la troisième, fièvre catarrhale périodique. L'une caractérisée par un mouvement fébrile plus continu, par un éréthisme inflammatoire plus marqué et par une facilité moins grande des muqueuses à fournir des sécrétions faciles et abondantes. C'est le contraire pour la seconde, dans laquelle les sécrétions muqueuses s'élaborent en quantité et sans peine. La dernière, enfin, est caractérisée par la marche rémittente et même périodique des exacerbations paroxystiques sous le type tierce ou double tierce. L'épidémie de 1782, décrite par Strack, en est un exemple instructif. Ces trois formes, quelquefois bien tranchées dans certaines épidémies, peuvent se mêler, non-seulement pendant la même constitution médicale, mais dans le même cas particulier, dont elles ne constituent alors que des stades. L'état inflammatoire ouvre la scène, puis la diacrise a lieu, et enfin les paroxysmes et les rémissions deviennent franchement périodiques. La marche paroxystique, la tendance à se juger par des sueurs et par des urines critiques, complètent le tableau des affections catarrhales.

Mon esprit, comme beaucoup d'autres, s'est refusé d'abord à admettre un érysipèle satellite de la fièvre catarrhale ; mais l'expérience, *summa rerum magistra*, m'a conduit à reconnaître qu'il en était ainsi, et que l'exanthème conservait avec la fièvre catarrhale les mêmes rapports de dépendance qu'avec la fièvre gastrique : tantôt épiphénomène, tantôt métastase ou crise. Les conclusions cliniques ont nécessairement été les mêmes, et le traitement auquel je me suis arrêté, après quelques essais, a été, en définitive, celui de la maladie. A la forme inflammatoire, j'ai opposé très-accidentellement la saignée, le plus habituellement les boissons chaudes abondantes, la diète, le séjour au lit, quelquefois les antimoniaux à doses réfractées, seuls ou associés à l'opium ou au camphre. A la forme diacritique, les mêmes moyens, aidés souvent des émétiques ; à la périodicité, le sulfate de quinine, qui ne peut pas être remplacé ici par un de ses succédanés. L'ataxie a été combattue par la valériane, le musc, l'opium ; l'adynamie, par le vin, le quinquina. Si la périodicité venait compliquer l'ataxie et l'adynamie, le sulfate de quinine, associé aux médicaments précédents, aidait à remplir la double indication, et cela au grand profit des malades, car les fièvres catarrhales périodiques, abandonnées à elles-mêmes, conservent souvent des proportions modérées et se terminent heureusement ; mais il est rare que la durée n'en soit pas plus longue, que la convalescence ne se prolonge pas, au lieu d'être franche et rapide, comme dans les cas régulièrement traités par le quinquina. Il y a, par contre, des cas, plus fréquents qu'on ne pense, ceux dont la marche est continue, rémittente, en particulier, dans lesquels les accès s'allongent, deviennent plus graves, dans lesquels, enfin, les caractères de la périodicité s'effacent au point de tromper un œil exercé ; et les malades meurent dans un état comateux qu'a précédé le délire, lorsqu'il aurait suffi de quelques grammes de sulfate de quinine pour prévenir un pareil résultat.

Pour n'être pas toujours aussi funestes, les conséquences d'un diagnostic erroné n'en ont pas moins, quelquefois, une certaine importance.

En 1859, une femme de cinquante et quelques années entra dans mon service, atteinte depuis six jours d'un érysipèle de la face avec fièvre. Depuis deux ou trois jours, les accidents généraux s'étaient aggravés. La fièvre augmentait le soir et il y avait du subdelirium la nuit. Mon interne, trompé par un enduit légèrement jaune de la langue, administra une bouteille d'eau de Sedlitz, le jour de l'entrée, sur les cinq heures après midi : il y eut des selles copieuses et abondantes.

Le lendemain matin, la malade n'avait plus de délire, mais se trouvait dans un état en apparence fort grave. La figure était abattue ; la peau couverte de sueur froide dans les parties exposées à l'air, mais d'une chaleur douce sous la couverture ; le pouls inégal, irrégulier, intermittent, analogue à celui que détermine la présence des concrétions fibrineuses dans le cœur ; les battements de cet organe présentaient des caractères analogues à ceux du pouls ; toutefois, la langue était humide et l'œil conservait une certaine vivacité.

Je fus un moment désarçonné, je l'avoue, par l'apparition si soudaine de phénomènes graves à une époque de la maladie où ils sont rares. Il y avait entre les divers symptômes une contradiction que je ne m'expliquais pas. Pourquoi le délire avait-il cessé ? Pourquoi la langue était-elle plus humide que la veille ? Pourquoi la sueur n'était-elle pas froide au moment où d'autres symptômes graves étaient survenus ?

La sueur me frappa plus que les autres symptômes. Je repris l'histoire de la malade avec soin, et je ne tardai pas à me convaincre que j'avais sous les yeux une fièvre catarrhale érysipélateuse à marche périodique. Pour m'en assurer, je suspendis tout traitement actif, et le soir il y eut, comme les jours précédents, un accès précédé de frisson et terminé, le matin, par de la sueur, avec pouls large, développé, ondulant. Quant à l'explication de la perturbation observée la veille, elle se trouvait dans l'emploi intempestif d'un purgatif. Le troisième stade de l'accès tendait à déterminer un mouvement d'expansion, pendant que le purgatif en déterminait un de la périphérie au centre, et le cœur incertain oscillait entre ces deux impulsions contraires. Le résultat n'a pas été funeste dans cette circonstance : en eût-il été de même, si les accès eussent été accompagnés de symptômes graves ?

De l'érysipèle d'origine septique. — Les fièvres éphémère et synoque ne dépouillent jamais leur nature bénigne qui se reflète sur l'érysipèle épiphénoménique. Les fièvres gastriques et catarrhales peuvent, au contraire, prendre les caractères de la fièvre dite *nerveuse* par les auteurs des siècles derniers, c'est-à-dire présenter, à un moment donné, des symptômes d'ataxie ou d'adynamie, constituant ainsi des espèces d'érysipèle malin. Des conditions individuelles, telles que la vieillesse, l'épuisement par des causes physiques ou morales, sont quelquefois la cause de la malignité ; d'autres fois, c'est ce quelque chose de mal déterminé ou d'inconnu, qu'on appelle la constitution médicale et l'épidémie. Mais une des causes qui y contribue le plus, quoiqu'on ne la soupçonne pas assez souvent, ce sont les miasmes putrides de tous genres et en particulier ceux qu'engendre l'encombrement ; non-seulement ils donnent à l'érysipèle, comme aux autres maladies, les caractères de la malignité, et spécialement de celle que les anciens désignaient sous le nom de *putridité,* mais ils lui communiquent des propriétés contagieuses.

Je ne sais si les causes de la fièvre typhoïde et le typhus peuvent donner lieu à des érysipèles de ce genre sans déterminer la série de leurs symptômes spéciaux : c'est un point sur lequel mon attention ne s'est pas fixée ; mais des travaux publiés il y a déjà quelques années tendent à établir un rapport de causalité entre l'érysipèle des nouveau-nés et les épidémies de typhus puerpéral.

Cette opinion vient d'être corroborée par un travail des plus inté-
ressants, publié dans les numéros 103 et 108, septembre 1861, de
l'Union médicale, par M. Pihan-Dufrillay, et emprunté à la clinique de notre collègue Hardy. Il est difficile, en effet, de ne pas admettre l'identité étiologique entre les deux affections en voyant des
femmes, atteintes d'affections légères de la peau, contracter des érysipèles graves, trois ou quatre jours après leur entrée dans une salle
que l'on venait d'évacuer, parce qu'il y régnait une épidémie de
fièvre puerpérale; surtout lorsque, les symptômes généraux étant les
mêmes, les deux maladies ne différaient que par le siége et l'apparence phénoménale de la lésion, qui devait seule aussi établir une
différence dans le pronostic.

Je doute qu'au lit du malade le partisan le plus déterminé de
l'existence essentielle de l'érysipèle ait refusé de faire le traitement
de la fièvre puerpérale, approprié, cela va sans dire, à l'épidémie.

§. Le moment est venu de dire un mot des érysipèles qu'on observe dans les salles de chirurgie.

Qu'entend-on par érysipèle *traumatique?* Y a-t-il une affection
qui mérite cette qualification ?

J'ai vu ; j'ai lu ; j'ai interrogé ; j'ai réfléchi, et je suis arrivé à
cette conviction, que ceux qui admettaient un érysipèle spécial
attaquant les blessés étaient dupes d'un mot, dupes du milieu dans
lequel ils avaient observé. Prenons pour exemple Bonnet (de Lyon),
celui de tous les chirurgiens contemporains dont les convictions
paraissent le mieux arrêtées, et qui est entré dans les plus grands développements au sujet de cette prétendue maladie spéciale. Voici ce
qu'il a écrit en substance dans le *Bulletin de Thérapeutique*, t. XXXIV,
p. 125 :

« L'érysipèle traumatique est celui qui a pour point de départ
une solution de continuité, mais il envahit quelquefois, dans sa
marche progressive, toute l'enveloppe cutanée. Une disposition intérieure est, sans doute, nécessaire à son développement ; mais un
caractère commun ne doit pas suffire pour le faire confondre avec
l'érysipèle simple. »

On ne peut établir aucun rapport entre celui-ci et l'inflammation
des vaisseaux lymphatiques ; il n'en est pas de même de l'érysipèle
traumatique.

Dans l'érysipèle spontané, la partie malade se confond insensi-
blement avec la partie saine et le mal s'arrête, en général, au point
où il s'est développé primitivement. Dans l'érysipèle traumatique,
au contraire, une élévation rouge, une démarcation tranchée sé-
parent la peau érysipélateuse de la peau saine, et la maladie gagne

les parties saines de proche en proche, à de grandes distances. Il s'accompagne souvent de gangrène.

Quoi, les vaisseaux lymphatiques ne sont jamais pris dans l'érysipèle de cause interne ! Il n'est jamais séparé de la peau saine par une élévation rouge et tranchée. Il n'a jamais une marche *ambulante !* Il ne se termine jamais par gangrène ! Et cette disposition intérieure, nécessaire au développement de l'érysipèle traumatique comme à celui de l'érysipèle spontané, qu'est-elle ? Rien. J'avais toujours cru qu'un caractère commun aussi important qu'une disposition intérieure, nécessaire à la production de deux maladies, devait suffire pour les rapprocher et pour les confondre ; mais je m'étais trompé : une simple solution de continuité, voilà une circonstance d'une bien autre valeur.

En lisant de pareilles énormités, on se demande si le chirurgien de Lyon a jamais vu des érysipèles de cause interne.

Qu'est-ce donc que le traumatisme ? Qu'y a-t-il donc de spécial dans son action et dans ses conséquences, s'il n'existe pas de prédisposition constitutionnelle innée ou acquise (scrofule, cancer, scorbut), s'il n'existe pas de causes générales susceptibles de modifier profondément l'organisme (constitutions médicales, miasmes) ? Les maladies qu'il a le pouvoir de déterminer à lui seul sont des affections saines, capables de tuer par leur intensité et non par leur nature.

Il ne peut jouer et n'a jamais joué que le rôle d'agent provocateur. Qu'on explique donc par le traumatisme ces hémorrhagies périodiques observées à la suite des amputations, que Lordat avait signalées et sur lesquelles M. Bouisson a, de nouveau, attiré l'attention.

Lorsque les plaies et les autres maladies chirurgicales se compliquent d'érysipèles, on en observe toujours en même temps dans les salles de médecine. Des deux côtés, ils se ressemblent par leurs caractères, par leur bénignité ou leur malignité, ce qui est, sans contredit, la preuve d'une influence étiologique commune ; s'il y a quelques différences, elles s'expliquent facilement. Le traumatisme peut rendre les érysipèles plus fréquents en chirurgie, en provoquant sur la peau une manifestation qui n'eût pas existé, ou à laquelle la constitution médicale eût donné une autre forme, si elle n'avait pas été provoquée ou si elle eût subi une autre impulsion. La coïncidence des fièvres puerpérales et des érysipèles dits *traumatiques* en est un exemple. L'encombrement, les miasmes qui s'échappent des plaies, peuvent empoisonner l'organisme et donner aux érysipèles épidémiques survenus chez les blessés une gravité qu'ils ne présentent pas chez les malades de médecine, placés dans des conditions plus favorables, mais le traumatisme n'agit alors que d'une manière indirecte.

Celui qui considère ainsi les faits dans leur vérité n'ira pas chercher le remède dans un moyen topique, comme le fait Bonnet. Guidé par des idées plus générales et plus saines, c'est par les moyens de l'hygiène, par la méthode appropriée à chaque espèce d'érysipèle, qu'il combattra le mal et parviendra souvent à en triompher. Aérer les salles, disperser les malades, les nourrir à point et avec juste mesure, traiter la fièvre épidémique, sont des moyens bien autrement efficaces que la cautérisation au fer rouge.

Les érysipèles observés en chirurgie ne constituent souvent même pas une complication, mais une simple coïncidence ; la lésion ne détermine pas toujours le siége de l'érysipèle. Comment rattacher à une plaie du bras ou à une tumeur blanche du genou un érysipèle qui siége à la face et y accomplit régulièrement ses périodes ? Les livres de chirurgie contiennent des exemples de ce genre.

Lorsque l'érysipèle siége près de la plaie, il n'en est pas toujours dépendant pour cela. Le fait suivant m'en paraît une preuve des plus convaincantes, en même temps qu'un bel exemple de fièvre éphémère érysipélateuse.

Une dame de trente et quelques années portait une tumeur adénoïde très-douloureuse au sein droit. La tumeur est enlevée ; la fièvre traumatique est à peu près nulle ; la suppuration s'établit régulièrement ; la malade boit, mange et dort, ne se plaignant que de la gêne locale inséparable de la plaie. Le douzième jour qui suit l'opération, en pleine santé et sans période prodromique, un frisson intense se déclare sur les cinq heures du soir et dure deux heures ; un mouvement fébrile assez intense lui succède et persiste toute la nuit, suivi bientôt de l'apparition d'un érysipèle.

Le lendemain, sur les onze heures, la malade me communique les craintes du chirurgien et les siennes, et me montre une plaque érysipélateuse de la largeur de la paume de la main, développée sur le sein opéré, à un centimètre au-dessus de la lèvre supérieure de la plaie. Je la rassurai et lui affirmai qu'il n'y avait aucun rapport entre son opération et les accidents actuels. J'allai plus loin et lui prédis que dès le lendemain l'exanthème aurait disparu.

La rougeur agréable de la plaque, *lœte rubens*, l'aspect de la plaie et la suppuration aussi satisfaisants que les jours précédents, ne pouvaient appartenir à un érysipèle grave, malgré l'intensité du frisson et de la fièvre, qui s'étaient déclarés, mais sans prodrome. Il n'y avait eu ni chaleur mordicante, ni sécheresse de la peau, ni soif ardente ; loin de là, je trouvais la malade couverte d'une sueur chaude et universelle, avec un pouls large, mou, ondulant. Je voyais poindre enfin, à la lèvre supérieure, plusieurs plaques d'herpès qui ne permettaient aucun doute sur l'existence éphémère de la maladie. J'avais affaire à une fièvre éphémère érysipélateuse, c'est-à-dire à une maladie superficielle fugitive, que personne ne sera tenté de rattacher à la plaie, surtout à une époque aussi avancée de la fièvre traumatique.

On retrouve, parmi les histoires d'érysipèles dits *traumatiques*, toutes les formes de l'érysipèle spontané. Je pourrais donner des exemples de fièvre synoque, comme j'en ai donné de fièvre éphémère. Tout le monde connaît les formes inflammatoire et bilieuse; l'emploi fréquent que les chirurgiens font de la saignée et de l'émétique prouve qu'eux-mêmes obéissent à des idées de ce genre. Une indication qu'ils méconnaissent plus fréquemment, c'est la périodicité, si familière à la fièvre catarrhale.

Je me rappellerai toujours un fait qui s'est passé dans la clientèle de mon bien regretté maître, M. Honoré.

Une dame portait plusieurs loupes volumineuses sur le cuir chevelu; l'une d'elles fut enlevée sans accident; aussi le chirurgien, d'accord avec la malade, se proposait-il d'enlever les autres à quelques semaines de distance. M. Honoré s'y opposa, parce qu'il régnait une épidémie d'érysipèle; on passa outre, sans l'avertir.

Le lendemain de l'opération, un érysipèle du cuir chevelu se déclara, accompagné de symptômes intenses. La malade étant mieux le lendemain, on se rassura. Le soir et la nuit suivante, symptômes plus intenses que la veille, en dépit des saignées et des purgatifs; mieux marqué le matin. Le troisième jour, dans la soirée, les accidents acquièrent une gravité qui frappe les moins clairvoyants. M. Honoré est enfin appelé; il trouve la malade en délire, couverte de sueur froide; le pouls fréquent, filiforme; tuée, en un mot, par le troisième accès d'une fièvre érysipélateuse; avec des idées plus saines on eût reconnu la périodicité et administré le sulfate de quinine, sans s'inquiéter du traumatisme.

II. L'étude de l'érysipèle resterait incomplète, au point de vue thérapeutique, si nous nous contentions de le considérer d'une manière générale, comme simple épiphénomène d'une maladie fébrile à laquelle il est entièrement subordonné; car, dans ces maladies elles-mêmes, il se présente avec des circonstances importantes à considérer au point de vue du pronostic et du traitement.

Déjà nous avons vu, dans quelques-unes des fièvres que nous avons passées en revue, son apparition coïncider avec la diminution ou la suspension d'un symptôme habituel de la maladie principale, qu'il remplace sous une autre forme et par une sorte de métastase. C'est ainsi que, dans la fièvre gastrique, on le voit souvent apparaître après la disparition spontanée ou artificielle de la diarrhée. La suppression de la sueur peut avoir le même résultat dans la fièvre catarrhale. De là découle l'indication de rétablir, s'il est possible, les flux supprimés, que j'appellerai volontiers normaux, et qui n'ont pas les conséquences que l'exanthème entraîne quelquefois à sa suite.

J.-P. Frank pensait que l'apparition de l'exanthème dans le cours d'une autre maladie constitue un simple changement de siége : « Sed frequentius felicem potius ex parte nobiliori ad minus « nobilem ejusdem morbi conversionem exhibere videtur. » Il cite à ce propos l'exemple d'un malade délivré de symptômes cérébraux graves par le développement d'un érysipèle de la face. J'ai observé moi-même un vieillard que je croyais atteint d'une encéphalite diffuse, que je traitais comme tel, et chez lequel les symptômes cérébraux disparurent comme chez le malade de Frank, au moment où un érysipèle se développa autour de piqûres de sangsues appliquées à la base du crâne. Dans le *Bulletin de Thérapeutique*, t. XXXIII, on voit un délire maniaque survenir après la délitescence d'un érysipèle de la face et disparaître à la réapparition de ce même érysipèle.

Ce dernier fait nous présente la question des métastases érysipélateuses sous son double aspect ; nous y voyons l'influence réciproque qu'exercent les unes sur les autres les localisations viscérales et la localisation cutanée.

Ce n'est pas ici le lieu de scruter l'essence de l'érysipèle, de rechercher si, dans les cas de ce genre, la nature de la maladie reste la même, la forme seule changeant suivant le siége et les éléments anatomiques ; si, en un mot, les anciens avaient raison d'admettre des érysipèles occupant les organes intérieurs les plus nobles, tels que le foie, le cerveau, le poumon, la vessie, les intestins. La corrélation évidente qui existe entre les deux ordres de faits, leur influence réciproque suffisent pour condamner toutes les pratiques qui tendent à supprimer toujours et quand même les manifestations érysipélateuses, et en particulier ceux des moyens topiques qui ont une efficacité réelle sur la manifestation cutanée.

Il y a douze ou treize ans, notre collègue Horteloup nous a cité, à la Société du 2me arrondissement, des cas malheureux où la poussée exanthématique ainsi réprimée avait sévi sur le tissu cellulaire sous-cutané ou sur les viscères voisins ; des suppurations diffuses du dos, des méningites suppurées avaient suivi l'emploi du collodion dans des érysipèles du tronc et de la face et avaient amené la mort.

Ces réflexions s'appliquent également aux exemples assez nombreux que renferment les annales de la science, et dans lesquels l'érysipèle semble jouer le rôle d'une crise, puisque avec son apparition coïncide l'amélioration et même la guérison d'un état pathologique antérieur. J.-P. Frank a signalé des faits de ce genre : « Hoc ipso quo scribimus anno, in mediolanensi nosocomio plures « ex febre gastrico-nervosa decumbentes, erysipelate ad faciem de- « cumbente, sanatos fuisse comperimus. » L'érysipèle a joué plus d'une fois ce rôle dans la fièvre typhoïde.

Certains faits tendent à prouver que l'érysipèle ne juge pas seulement des maladies aiguës et confirmées, mais aussi certains états valétudinaires, mal déterminés, comme cela s'observe après les furoncles : ils remplacent quelquefois avec avantage des manifestations diathésiques chroniques plus pénibles ou plus graves. « Ab « erysipelate in cute apparente, in primis habituali, graviores inter- « dum atque chronici adeo affectus, uti asthma convulsivum, do- « lores varii ac obstructiones viscerum dissipari observantur. » (J.-P. Frank, t. III, p. 36.)

Le *Bulletin de Thérapeutique*, t. XXXV, contient l'exemple non moins curieux d'une maladie chronique, d'une gastralgie qui n'a plus reparu après un érysipèle de la face. Ici encore la thérapeutique répressive serait condamnable.

Ce serait encore faire de la médecine à courte vue que de prendre la manifestation cutanée seule en considération dans l'espèce que J.-P. Frank appelle *habituel, erysipelas habituale*, lequel se rattache à la suppression du flux menstruel ou hémorrhoïdal et reparaît aux époques où ces hémorrhagies avaient l'habitude de se manifester. Dans la même catégorie se rangent les érysipèles, si fréquents chez certains individus entachés de diathèse scrofuleuse, dartreuse ou goutteuse. Nous avons déjà apporté à l'appui le témoignage de Frank.

Supprimer la manifestation cutanée, sans rétablir la fonction physiologique ou pathologique, sans combattre la diathèse et lui créer une autre localisation moins incommode, mais également sans danger : c'est s'exposer à tenter des efforts inutiles contre la nature, plus sage que le médecin ; c'est s'exposer, avant tout, à rappeler ou à provoquer des affections viscérales supplémentaires.

Il faut louer par contre les médications qui tendent à fixer la fluxion, à la circonscrire, à l'immobiliser sur la peau, tels que le vésicatoire, le fer rouge, l'huile de croton, etc., lorsque l'exanthème tend à envahir les muqueuses, ou lorsque sa mobilité fait craindre une métastase ; à l'y rappeler lorsqu'il a déjà envahi des parties profondes et plus importantes.

Cette étude nous a conduit bien loin de la recherche des spécifiques. Existe-t-il des substances qui méritent ce nom ? Le perchlorure de fer préconisé par les uns, l'aconit vanté par les autres, en remplissent-ils les conditions ? Ce sont là choses encore loin d'être démontrées. En tout cas, les spécifiques ne pourraient pas plus se soustraire aux lois générales de la thérapeutique que le quinquina ou le mercure, c'est-à-dire que comme eux ils ne devraient être employés et n'agiraient qu'à la condition de remplir les autres indications ; sous ce rapport, notre travail aurait encore une utilité incontestable.

III. Il nous reste à examiner l'érysipèle à son point de vue le moins intéressant, c'est-à-dire comme affection locale.

Nous ne connaissons pas les conditions intimes qui donnent à l'érysipèle ses caractères spécifiques ; qui font de cet exanthème une phlogose superficielle, s'étendant de proche en proche sur le tégument cutané ou muqueux, et présentant plus facilement que toute autre le phénomène connu sous le nom de *métastase*. Tout notre savoir se déduit de l'observation.

Or, la première chose que celle-ci nous enseigne, c'est que les caractères spécifiques de l'érysipèle ne sont pas aussi absolus, aussi radicaux que le disent les auteurs de pathologie. Ils sont susceptibles de modes et de degrés qui font, des extrémités de l'échelle, des affections toutes différentes.

La seconde, c'est le rapport qui existe entre ces degrés et ces modes de l'affection locale et la nature bénigne ou maligne, la marche régulière ou atonique, continue, rémittente ou intermittente de la fièvre cardinale, ainsi que je l'ai déjà dit.

L'érysipèle de la fièvre éphémère est borné et de plein jet ; celui de la synoque ne dépasse jamais la face et le cuir chevelu ; il peut s'étendre, au contraire, se promener même quelquefois sur toute la surface cutanée, dans les fièvres gastriques ou catarrhales malignes et dans les fièvres putrides. Il n'abandonne jamais la peau dans les deux premiers, tandis que dans les autres, chez certains sujets et surtout dans certaines épidémies, il acquiert une mobilité surprenante. De sorte que, parmi les indications propres à combattre les tendances spéciales de l'érysipèle, les principales se tirent encore de la fièvre. Les autres leur sont communes avec toutes les affections métastatiques ou critiques, et sont fondées sur les lois de la révulsion et de la dérivation ; car nous avons démontré plus haut que les tentatives faites pour supprimer la lésion locale ont donné des résultats contradictoires. Lorsqu'elles ont paru réussir, elles s'étaient adressées aux espèces bénignes ; dans les autres cas, elles avaient eu des résultats nuls ou avortés ; ou bien, au contraire, les résultats fâcheux, sur lesquels nous avons déjà insisté.

Le seul élément par lequel l'érysipèle puisse et doive être atteint comme maladie locale est l'élément inflammatoire. Comme tel, il produit un malaise local plus ou moins pénible ; il peut donner lieu à une fièvre symptomatique qui s'ajoute à la fièvre essentielle ; comme tel enfin, il peut se terminer par excoriation, par suppuration, par gangrène. D'autres fois, la phlogose érysipélateuse laisse à sa suite une infiltration œdémateuse des tissus, de l'induration même, lorsqu'elle se répète sur la même région, comme cela a lieu dans l'érysipèle habituel. Ainsi se trouve compris et réglé l'emploi de l'axonge, du liniment oléo-calcaire, de l'amidon, des fomentations d'infusion de fleurs de sureau, etc. Ainsi l'emploi de l'instrument tranchant, lorsqu'il y a des abcès ; des fomentations de vin aromatique, de décoction de quinquina, de camphre, lorsque l'inflammation locale a besoin d'être stimulée ou tend à la gangrène. L'œdème, l'induration justifieront l'emploi des onctions mercurielles. Si la terminaison par gangrène menaçait de résultats plus graves, en devenant par elle-même un foyer d'infection ; si la malignité de la fièvre transformait en un ichor putride la sécrétion purulente des plaies, c'est alors qu'on pourrait cautériser au fer rouge, comme le proposait Bonnet (de Lyon).

Enfin, dans quelques cas exceptionnels, la phlogose érysipélateuse a des résultats locaux favorables ; elle joue le rôle d'agent substituteur, lorsqu'elle siége sur des tissus atteints d'une affection chronique. On observe souvent cet heureux résultat chez les scrofuleux atteints de lupus. Dans ces circonstances, toute médication topique abortive serait un non-sens.

Des considérations précédentes, je conclus que, dans l'état actuel de la science, les indications fondamentales du traitement de l'érysipèle se tirent des circonstances générales au milieu desquelles il se développe et dont il dépend, et qu'on ne pourra déterminer la valeur des agents généraux et locaux destinés à le combattre, à quelque point de vue qu'on les envisage, sans spécifier au préalable les indications, c'est-à-dire la base de toute thérapeutique rationnelle.

Paris. — Typographie Hennuyer, rue du Boulevard